Il colon incorreggibile

corretto da

un'irrigazione

medicata

Scritto da: Oscar. Botto Schellberg

Irrigazione colonica Schellberg

appartus

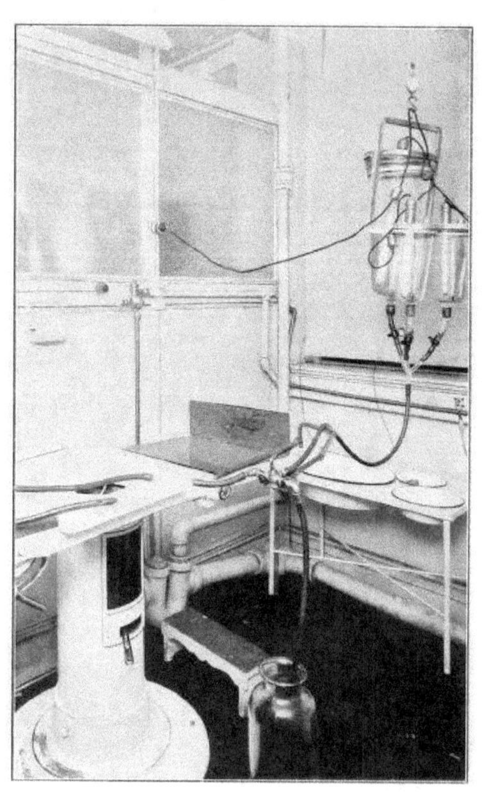

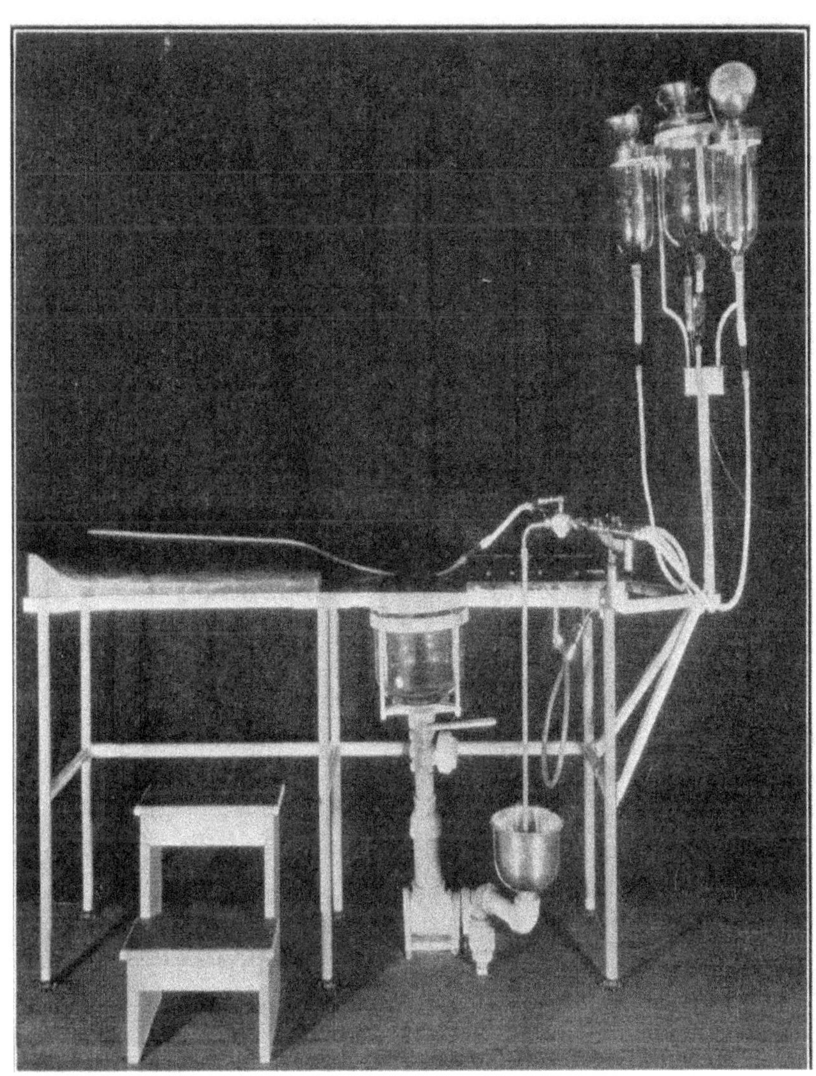

Alla nascita, il meconio o il contenuto intestinale del feto è praticamente sterile. I batteri cominciano a comparire nel canale alimentare del neonato solo dopo un giorno. Le condizioni che circondano il neonato influiscono in larga misura nel determinare il numero e la varietà degli organismi che da quel momento in poi accedono al tubo digerente attraverso la bocca o l'ano. Se il clima è caldo o l'ambiente del neonato è impuro, la crescita sarà ovviamente più rigogliosa rispetto a quando prevalgono condizioni opposte. Dopo che l'allattamento si è instaurato e il contenuto intestinale del nuovo arrivato è impregnato di latte, il numero di batteri nel canale digestivo aumenta rapidamente. Circa il terzo giorno dopo la nascita, è possibile rilevare il bacillo bifido, un anaerobo obbligato, a carattere fermentativo.

Questo bacillo agisce sul lattosio e su altri zuccheri, formando acido in quantità considerevoli, ma non dà origine a gas. Il bacillo coli si trova precocemente alla valvola ileo-cecale e nel cieco, oltre che nel colon. Si nota che l'intestino dei neonati alimentati artificialmente produce una varietà di flora di gran lunga superiore a quella dei bambini nutriti con metodi naturali. Quando l'individuo raggiunge la maturità, la flora batterica dell'intestino crasso sarà costituita per la maggior parte da bacilli liquorosi aerobi, sia di tipo sporiforme che non sporiforme, insieme a un numero limitato di batteri anaerobi. La presenza di questi organismi è, ovviamente, perfettamente normale quando rimangono nella loro giusta posizione, ma è importante rendersi conto - citando l'espressione di Kendall - che "i normali organismi intestinali sono 'opportunisti', potenzialmente in grado di diventare invasivi ogni volta che le barriere che normalmente bastano a limitare il loro sviluppo al lume del canale alimentare vengono compromesse, dando origine a infezioni endogene". Dobbiamo inoltre ricordare che l'intestino è costantemente invaso da organismi estranei provenienti dal mondo esterno, ed è la loro presenza che induce cambiamenti nei normali batteri intestinali e ne modifica le attività. "Gli organismi intestinali normali, o tipi indistinguibili da essi con i metodi di studio ordinari, possono moltiplicarsi con un rigoglio anormale grazie a condizioni insolite, estendere il loro habitat e sopraffare qualche organismo esistente, portando infine ad attività anormali nel canale alimentare che possono essere dannose per l'ospite". Così, vediamo che dall'infanzia alla vecchiaia, l'intestino è un campo di battaglia in cui si svolge una lotta incessante tra la popolazione autoctona e l'invasore straniero. Inoltre, è evidente che le condizioni della flora intestinale sono uno dei fattori più importanti che influenzano la salute e determinano persino la durata della vita stessa. Più di un quarto di secolo fa, Jacobi osservò che l'intestino possiede non solo la forza propulsiva che chiamiamo peristalsi, ma anche un movimento inverso o anti-peristalsi, un impulso che si verifica a intervalli regolari ogni volta che il cieco ha un contenuto di liquidi. Cannon ha in seguito effettuato uno studio speciale su questa peristalsi inversa che si verifica nei gatti e, più recentemente, Case ha effettuato ampie osservazioni a raggi X su soggetti umani. Questi movimenti ritmici inversi sono interrotti a intervalli regolari da una peristalsi verso il basso, ma è solo l'azione della valvola ileo-cecale che impedisce al contenuto del cieco di essere spinto all'indietro nell'intestino tenue ogni volta che avviene la peristalsi inversa. Negli intervalli tra le onde inverse, tuttavia, la valvola si rilassa e una parte del contenuto intestinale può passare nel cieco. Questa azione sembra contribuire in larga misura a rimescolare il materiale liquido e a distribuirlo sulla superficie del cieco e del colon ascendente, favorendo così l'assorbimento dei liquidi e la formazione e l'asciugatura dei residui intestinali che vengono fatti passare verso il basso, in direzione della gui. Oltre alla peristalsi sia discendente che inversa, l'acido carbonico e gli altri gas che si generano nel tratto digestivo per azione dei fermenti batterici su amido, cellulosa e materiali simili agiscono da potente stimolo all'attività muscolare del colon. Nel cieco normale, questi

gas producono una costante distensione e contrazione

dell'organo, che continua per tutta la lunghezza del colon.

Nel suo stato normale, l'intera lunghezza del colon è

caratterizzata da leggere depressioni o sacche in cui la

massa del contenuto intestinale viene spinta dall'azione

peristaltica e dalla forza dei gas presenti nell'intestino, in

modo che il liquido venga costantemente assorbito da

esso e la sua consistenza cambi continuamente man mano

che avanza nel colon. La comprensione di questi fatti

rende facile capire perché il mantenimento di un buon

drenaggio dell'intero tratto alimentare è così essenziale

per la salute e il corretto metabolismo. Data la presenza

costante di batteri fermentativi e putrefattivi, l'azione

della peristalsi e la struttura del tubo colonico, tutto ciò

che interferisce anche solo in minima parte con la

regolare espulsione dei prodotti di scarto del processo digestivo è praticamente certo di avere risultati molto gravi. Evacuazioni incomplete e poco frequenti dell'intestino possono essere causate da diverticoli o da un aumento delle dimensioni dei normali sacculi del colon. Se questi sacculi sono abbastanza profondi, le feci possono accumularsi in essi e il loro passaggio può essere seriamente ritardato o del tutto impedito. Uno stato di costosità cronica può derivare dalla raccolta di una grande quantità di residui in un tale cul-de-sac, poiché la peristalsi sarà molto ostacolata e si produrrà persino un'ostruzione, mentre l'intero intestino può essere trascinato verso il basso, con conseguente enteroptosi e angolazione, o addirittura producendo enterospasmo. Tutto ciò aumenta gli ostacoli al percorso della corrente fecale attraverso la parte di intestino interessata. Se queste sacche sono lunghe e strette, la loro azione è molto simile a quella delle aderenze bandulari, per cui possono causare un'ostruzione per pressione diretta sull'intestino, o un grado maggiore o minore di strangolamento. L'ernia della mucosa può formarsi in diverse parti dell'intestino per il cedimento del mantello muscolare, diminuendo così la capacità propulsiva della parete e favorendo l'impattamento, fino ad arrivare a un deciso rigonfiamento nel punto interessato.

Questi sacculi si trovano più spesso nelle sezioni del colon dove è probabile che si verifichi un cedimento, come nel cieco, nel colon trasverso e nella flessura sigmoidea (Gant). Qualsiasi aumento della pressione all'interno dell'intestino, qualsiasi indebolimento del tono muscolare della parete nel suo complesso, infatti, qualsiasi causa possa agire per indebolire la parete in qualsiasi punto,

offrirà l'opportunità di una protrusione erniaria e darà

origine a diverticoli o sacculi. Data una serie di sacche

derivanti da una relativa debolezza della parete

intestinale e contenenti materiale fecale ed

eventualmente corpi estranei, possiamo prevedere

abbastanza facilmente le varie linee di sviluppo patologico

che questi diverticoli probabilmente seguiranno. Ci sono

due aspetti da tenere in considerazione: il fattore

meccanico e l'elemento batteriologico o tossico. Qualsiasi

massa fecale non espulsa periodicamente tenderà a

inspirare e diventerà un nido per la flora batterica di varie

specie e virulenza; e questo, combinato con la rotazione

meccanica delle concrezioni, porterà quasi

inevitabilmente a una sorta di reazione infiammatoria. Ci

si potrebbe quindi aspettare di trovare un'iperplasia

fibrosa, con il solito risultato di contrazioni del tessuto di nuova formazione. Se gli organismi presenti sono molto virulenti, è probabile che si verifichi un'infiammazione acuta o un'ulcerazione, e può anche verificarsi una cancrena. Nei casi più lievi, è probabile che si verifichi un'ulcerazione con formazione di ascessi cronici locali, un processo di cui le aderenze sono una conseguenza inevitabile (Lynch). Le vittime dei diverticoli sono spesso - anzi, di solito - obese, perché in questi pazienti è probabile un eccessivo sviluppo delle appendici epiploiche e anche del grasso sotto il mantello sieroso dell'intestino, che diminuisce la resistenza della parete a qualsiasi pressione supplementare che possa essere esercitata. Queste sacche sono, per lo stesso motivo, molto meno frequenti nei soggetti giovani (Hurst). Secondo Pfahler, le costrizioni del colon si verificano soprattutto in corrispondenza delle flessioni epatica, splenica e sigmoidea, anche se possono verificarsi ovunque. Il carcinoma è particolarmente adatto a verificarsi a livello della flessura sigmoidea, del cieco e del retto e, quando è presente, di solito è limitato a un'area relativamente piccola nella fase iniziale. I primi sintomi del carcinoma sono spesso trascurati; il passaggio di una leggera quantità di muco sanguinolento, in assenza di emorroidi o lesioni rettali benigne, dovrebbe immediatamente destare il sospetto. Quando sorge il dubbio di malignità, tutti gli sforzi per liberare l'intestino devono essere portati avanti con la massima cautela e le condizioni esatte devono essere chiarite con l'uso di esposizioni a raggi X. Qualsiasi interferenza con il drenaggio del colon porterà a disturbi intestinali di qualche tipo, quindi è ovvio che il mantenimento di un drenaggio corretto è una questione di primissima importanza. Poiché i batteri colonizzano il colon come le piastre di agar, qualsiasi focolaio putrefattivo di infezione batterica può essere un fattore determinante nella produzione di disturbi sistemici. Alcuni di questi microrganismi putrefattivi producono un essudato sulla parete intestinale, formando quelle che ho definito aderenze intestinali. La matrice di queste aderenze è costituita da fibrina, muco e cellule linfatiche; all'interno delle maglie della fibrina si trovano numerose piccole cellule rotonde e alcuni polimorfonuclei che, se colorati, risultano contenere streptococchi e stafilococchi in coltura quasi pura.

Queste aderenze, favorite dall'angolazione o dallo spasmo del colon, possono distorcere il colon in tutti i tipi di forme, producendo sacche di varie dimensioni, nonché costrizioni in grado di causare gravi strangolamenti. Case, che ha svolto un ampio lavoro radiografico sulle anomalie e le malattie del colon, è un'autorità per quanto riguarda l'affermazione che si può dedurre dal lavoro di Eastman, Hertzler e Jackson, in particolare da quest'ultimo, il fatto che è possibile che esistano aderenze coloniche estese come risultato di una stasi intestinale cronica, anche quando non si è in grado di ricavare alcuna anamnesi che indichi l'esistenza di una precedente infiammazione intestinale. L'idea che la catarsi dreni il sistema non è corretta. Il fluido viene accelerato attraverso il canale alimentare prima che possa avvenire l'assorbimento, privando così l'organismo dei liquidi necessari. Per questo motivo, in seguito all'uso di catartici, si riscontra un forte peso specifico dell'urina, che viene espulsa in quantità ridotta. L'irrigazione del colon in concomitanza con l'uso di catartici compensa questa condizione, poiché in seguito alle irrigazioni quest'organo assorbe una grande quantità di liquidi. Questo aumenta il volume dell'urina e l'aumento di liquidi può essere notato nella circolazione dalla pienezza del polso dopo le irrigazioni. Probabilmente non esiste una parte del corpo che richieda più cura e attenzione del colon, ed è altrettanto probabile che nessun'altra parte del corpo sia stata così uniformemente trascurata. Inoltre, autorità molto eminenti, tra cui forse la più illustre è Sir Arbuthnot Lane, hanno dichiarato che il colon è un organo superfluo e superato, che esiste solo per dare problemi e la cui totale estromissione dall'economia umana non può che risultare vantaggiosa per chi lo perde. Un'altra scuola di studiosi delle funzioni digestive, dopo aver confrontato attentamente le lunghezze relative dei colon di diversi generi di animali, dichiara ora che quelli degli erbivori sono di gran lunga più lunghi di quelli dei carnivori; che il colon umano è relativamente lungo come quello del cavallo e molto più lungo di quello della tigre del Bengala; è quindi evidente che l'uomo è, o dovrebbe essere, un vegetariano e che se solo tornasse alla sua dieta naturale tutti i suoi problemi al colon finirebbero rapidamente.

Rimangono tuttavia alcuni che, dopo aver prestato notevole attenzione alla questione, credono ancora che il colon possa essere "riformato" e, con cure e trattamenti adeguati, riportato alla sua condizione originaria di innocuità ed efficienza. Sebbene molte malattie abbiano indubbiamente origine nel colon, ciò non significa che sia un organo superfluo, ma piuttosto che ne abbiamo fatto un uso improprio e trascurato, trascurando del tutto la sua grandissima importanza nell'economia umana. La generazione di veleni batterici nel tratto digestivo e il loro assorbimento nel flusso sanguigno o nel sistema genito-urinario danno origine a una lunga serie di malattie. Se riusciamo a escogitare un mezzo per svuotare questa incubatrice batterica e mantenerla in seguito libera da infezioni, avremo fatto molta strada verso la "riforma" del colon.

Qualsiasi tentativo di bonifica della parte inferiore del canale digestivo deve presupporre una conoscenza completa dell'anatomia e della fisiologia, non solo delle parti direttamente coinvolte, ma anche dell'intera regione addominale. Oltre a questa conoscenza, bisogna anche avere una comprensione approfondita delle reazioni chimiche di qualsiasi soluzione o altra misura terapeutica da impiegare. E anche quando tutto questo è stato pienamente acquisito, è ancora necessario padroneggiare la tecnica operativa e diventare in possesso di un'abilità e di una destrezza manuale che derivano solo da una lunga e varia esperienza. Il mio scopo è quello di descrivere una tecnica di irrigazione del colon progettata per soddisfare le esigenze che ho delineato nei paragrafi precedenti e di spiegare i passaggi attraverso i quali il colon, anche se gravemente malato, può essere riportato alla funzione e al vigore naturali. L'apparecchiatura che ho utilizzato negli ultimi tre anni rappresenta lo sviluppo graduale di un'esperienza molto ampia e la sua attuale efficienza è il risultato di molti esperimenti e tentativi di risolvere un'ampia gamma di problemi.

Il mio strumento più importante è un tubo cieco da 50 pollici - 50 French - dotato di una punta appuntita, a forma di conchiglia. Questa punta affusolata, quando viene fatta passare lentamente nel canale intestinale, sfugge alle pieghe che può incontrare; l'estremità è flessibile per potersi piegare intorno agli angoli acuti, mentre il corpo del tubo, più rigido, permette di sollevare il colon. Sono necessari diversi altri tubi, sia piccoli che grandi, e anche questi devono essere morbidi e flessibili per preparare la strada al tubo cieco rigido. Il tubo del cieco è rigido quando è nuovo, ma diventa morbido con la sterilizzazione e, quando se ne usa un gran numero, si riduce di molto la flessibilità. L'irrigatore è costituito da una gru oscillante, un telaio costruito per contenere tre serbatoi di vetro (uno da tre galloni e due da due quarti), un piccolo serbatoio per la soluzione antisettica e un altro per contenere le colture batteriche. Ogni vasca è dotata di un coperchio e di lampadine elettriche per mantenere la soluzione a una temperatura fissa; ai coperchi sono appesi termometri per registrare la temperatura della soluzione sul fondo delle vasche. Un tubo di vetro a quattro punte è collegato da tubi di gomma con rubinetti d'arresto fissati alle tre vasche. Un lungo tubo di gomma comunica con il tubo di vetro inferiore, che a sua volta è collegato a una valvola a tre vie. Un polo della valvola a tre vie è perpendicolare, con due piedi di tubo di gomma per l'aspirazione che convoglia il flusso in uscita in una grande bottiglia. L'altro polo, che punta parallelamente al paziente, è dotato di un giratubi unito, tramite un tubo di gomma, a un tubo di vetro diritto utilizzato per collegare il tubo rettale. C'è anche un punto di osservazione dove si può guardare il ritorno. La valvola a tre vie poggia su un braccio pieghevole fissato a un tavolo operatorio speciale, dotato di una bacinella di vetro e di una luce elettrica per facilitare l'ispezione e la misurazione della fuoriuscita dall'intestino. Dopo un'esperienza di oltre dieci anni, ho constatato che l'uso alternativo di soluzioni fatte di con le seguenti formule, che risultano essere le più soddisfacenti:

Primo giorno:

Soluzione in un serbatoio da tre galloni

Clorozene 0,05%, temperatura 37°C.

Soluzione in un piccolo serbatoio

Collene da 1 a 8.000, temperatura 50°C.

Secondo giorno:

Soluzione in un serbatoio da tre galloni

Clorozene 0,05%

Soluzione in un piccolo serbatoio

Due cucchiaini della seguente soluzione in un quarto

d'acqua:

85% di acido fosforico 3 dramme

A. cloridrico (C. P.) 6 dramme

Permanganato di potassio 1 dram

Acqua distillata sufficiente per un litro.

Temperatura 50°C.

Terzo giorno:

Soluzione in un serbatoio da tre galloni

Clorozene 0,05%

Miscelare: Carbonato di sodio, dram 1 al quarto di litro

Soluzione in un piccolo serbatoio

Chinosol 1-20.000

Miscela: Fosfato di sodio 2 once

Temperatura 50°C.

Quando si usa acquaragia, cherosene o qualsiasi sostanza

oleosa, mescolare con ittiolo, che forma un'emulsione.

Staccando il tubo rettale, si può applicare con una grande

siringa di gomma dura. Una soluzione di emetina (3 grani

per un quarto) dovrebbe essere usata a giorni alterni con

il chinino (100 grani per un quarto) quando si desidera

distruggere i parassiti, comprese le amebe.

È impossibile descrivere la diversa posizione anatomica dei vari difetti degli organi viscerali. Possiamo elencarli sotto la voce coloptosi: Cieco grosso e flaccido; colon ascendente dilatato; colon trasverso atrofizzato; ridondanza del colon trasverso; colon discendente con sigmoide che provoca un'angolazione ritardante delle flessioni splenica ed epatica e del sigmoide; insufficienza ileo-cecale; marcata atonicità; dilatazione dell'ileo terminale con dilatazione del duodeno e dello stomaco accompagnata da marcata ptosi.

Quest'ultima condizione può esistere sia con che senza aderenze esterne, ma mai senza una grande quantità di feci e gas. La flora si unisce ad altri microbi putrefattivi. La gastroenteroptosi richiede un sollievo immediato, che può essere ottenuto con l'uso sapiente di tubi rettali, soluzioni antisettiche e una coltura virulenta di B. acidophilus.

Nel trattamento della gastroenteroptosi o della coloptosi, all'inizio dell'irrigazione il paziente deve trovarsi in posizione laterale sinistra. Solo quando il colon è in trasposizione si inizia con il paziente sdraiato sul lato destro. Con il tubo rettale completamente riempito con la soluzione del serbatoio grande e facendo molta attenzione a espellere tutta l'aria, bloccare il tubo vicino all'estremità con una pinza di spugna e lavare il retto con una soluzione di soda e cloruro di calce. Lubrificare il retto e l'estremità del tubo con vaselina sterile, inserire la punta nel retto, togliere il forcipe e far fluire da sei a dieci once di soluzione nel retto; applicare il cut-off e far fuoriuscire il gas e la materia fecale; ripetere questo processo fino a quando il retto è pulito. Dilatare l'intestino e iniziare a tastare ulteriormente con il tubo. Non cercare mai di far avanzare il tubo senza che l'acqua scorra. A questo punto, se si può procedere o meno, chiudere il flusso e consentire la fuoriuscita del liquido. Dilatare di nuovo e sentire se c'è un'apertura. In questo modo, si sollevano le pieghe e si dilatano gli angoli per far avanzare il tubo, poiché i risultati dipendono dal passaggio dello strumento nel cieco.

A volte c'è una grande quantità di residui da rimuovere sia dalle tasche grandi che da quelle piccole, e questi residui possono anche contenere semi di anguria o materiale simile quando sono fuori stagione. In un caso, un paziente si ammalò violentemente dopo aver mangiato un melone e si negò il frutto in seguito. Otto mesi dopo, ho rimosso i semi di melone da un'ampia tasca del colon trasverso. La

pressione dell'acqua spinge l'intestino in avanti e

permette di far avanzare il tubo. Quando la soluzione

viene sifonata, l'intestino ricade sul tubo. La soluzione

deve essere nuovamente attivata e il tubo deve essere

fatto avanzare oltre la piega precedente. Questo non

avviene sempre, ma è una situazione comune nella ptosi e

quando esistono tali pieghe. È necessario imparare a

distinguere tra feci e intestino sentendo con il tubo, e

quando il tubo scorre dritto, gira ad angolo, torna ad

anulare nell'intestino o passa attraverso un'angolazione

parallela L'intestino deve essere preparato per il

passaggio del tubo rigido al cieco, in modo che possa

assumere la forma di un magnete, il punto nel cieco. In

questa posizione arcuata, il tubo spinge in alto il colon

trasverso e pone l'intero organo in una buona posizione di

drenaggio. Il passaggio di un tubo rettale attraverso il colon rompe le aderenze intestinali e dilata gli angoli, distruggendo anche le aderenze esterne sulla superficie del lume. La dilatazione dell'intestino con la soluzione, allungando il lume, aiuta molto a rompere le aderenze esterne. Non ho mai incontrato una strozzatura intestinale, a parte quelle prodotte da operazioni chirurgiche o da neoplasie, che non fosse dovuta a una costrizione causata dalla colonizzazione di batteri putrefattivi che avevano prodotto spasmi o aderenze intestinali.

La soluzione nella vasca grande, mantenuta a 37°C, non raffredda né eccita l'azione peristaltica ed è di grande aiuto nella pulizia dell'intestino. Il posizionamento del tubo per l'applicazione della soluzione ad alta temperatura nella vasca piccola stimola la circolazione e l'azione muscolare e, quando viene applicata nel cieco, provoca una contrazione e produce risultati notevoli, in quanto le forti onde cecali trasportano sia la soluzione che i residui nel retto. La pulizia del colon avviene senza alcun disagio per il paziente. La soluzione a 50°C. ha un effetto detergente e tonico sul colon e distribuisce gli antisettici su tutta la superficie. È in questa fase del trattamento che si ottengono i risultati più evidenti, poiché si stabilisce un drenaggio e le onde peristaltiche del canale alimentare iniziano a raggiungere le sue terminazioni, il cieco e il retto, inducendo l'azione degli organi secretori.

Le pillole catartiche composte, una o più somministrate al giorno, alternate all'occorrenza con olio di ricino da un'oncia e mezza, mentolo in grani da tre, tintura di iodio da dieci, mescolate, si riveleranno un utile ausilio.

Dopo dieci giorni o due settimane di trattamento quotidiano, ci si può aspettare una condizione abbastanza buona dell'intestino, favorevole all'impianto del B. acidophilus. Ho ottenuto buoni risultati da questi impianti solo quando l'intestino è stato preventivamente preparato con antisettici. Dopo la preparazione, il valore terapeutico del B. acidophilus è molto grande nell'alleviare l'infiammazione, eliminando grandi quantità di residui che consistono in secrezioni organiche e interlinee intestinali. Il colore delle feci cambia in giallo e l'odore diventa meno offensivo. Seguendo questa condizione, non solo il colore e l'odore delle feci cambiano, ma aumenta anche l'efficienza della digestione. Quando la dieta è regolata, non ci saranno particelle di cibo non digerito. Il cibo è stato così accuratamente trattato che, mescolato all'acqua, forma una soluzione perfetta. Non c'è dubbio che ciò sia dovuto indirettamente al cambiamento della flora. Il B. acidophilus non è infiammatorio e, allo stesso modo, non ha qualità combattive in grado di distruggere la crescita di altri organismi. La sua azione nel canale alimentare è neutra, permettendo così alle forze combattive dell'organismo di agire sui batteri infettivi.

Dopo il trattamento antisettico quotidiano dell'intestino, si somministrano pillole di calomelano o catartici composti alla sera e un flacone di citrato di magnesia al mattino, e il paziente riceve un'irrigazione di acqua sterile a 36°C. dalla vasca grande, che raggiunge possibilmente il cieco. L'acqua viene quindi chiusa e il drenaggio è consentito, dopodiché una soluzione di dieci once di destrosio o lattosio contenente circa da quattro a sei miliardi di B. acidophilus a 50°C. viene introdotta nel cieco dal serbatoio piccolo. Il tubo viene ritirato nel retto e viene applicata acqua sterile dal serbatoio grande fino a quando il paziente non lamenta disagio. Per controllare le onde peristaltiche del cieco, si permette al paziente di espellere il liquido iniettato. Dopo che l'intestino si è calmato, somministrare un impianto rettale di quattro once della stessa quantità di batteri, alla stessa temperatura dell'impianto cecale, ponendo il paziente per venti minuti sul fianco destro. Questo impianto deve essere conservato. L'irrigazione e l'impianto devono essere continuati per tre giorni di seguito, poi a giorni alterni per almeno dieci impianti, poi due volte alla settimana per dieci impianti, poi una volta alla settimana secondo necessità. Il paziente non deve avvertire alcuno shock o debolezza durante il trattamento, a parte l'effetto psicologico. A volte si verifica uno stato di riposo rilassato, ma gli organi vitali funzionanti, soprattutto il cuore, vengono stimolati. L'applicazione di soluzioni calde o di ittiolo nei casi di sclerosi arteriosa, di lesioni cerebrali o di insufficienza cardiaca deve essere effettuata con cautela e giudizio, poiché occorre ricordare che questo trattamento è stimolante.

Rapporti di casi.

I. Caso del dottor W. H. Tompkins. Signora W. L. B., cinquantenne, visitata il 22 giugno 1921. Lamenta spossatezza, indigestione e costipazione. Lo stomaco era ptoso, con la curvatura maggiore a cinque centimetri sotto l'ombelico; il colon mostrava una marcata ptosi, con un ampio cedimento nel trasverso e nel sigmoide, ed era anche angolato in corrispondenza della flessura splenica. Il cieco era grande e l'ileo terminale, che era dilatato, mostrava una peristalsi inversa. L'intero colon era marcatamente atonico. Retroversione dell'utero. L'esame della flora intestinale ha rivelato un gran numero di B. aerogenes capsulatus, streptococchi, stafilococchi e B. coli. A partire dal 22 giugno 1921, sono stati effettuati dodici trattamenti con soluzioni antisettiche e venti impianti con il metodo Shellberg, per un periodo di tre mesi e mezzo. Alla fine di questo periodo la flora del colon non presentava streptococchi, e gli stafilococchi, gli aërogenes capsulatus e i bacilli del colon erano ridotti di numero, mentre c'era una buona crescita di B. acidophilus. 1 marzo

1922 - dopo un'assenza in Canada - le colture del colon hanno mostrato una notevole crescita di acidophilus, alcuni bacilli del colon e stafilococchi, e alcuni B. aërogenes capsulatus. La stipsi è praticamente assente; il drenaggio del colon è buono. L'esame fisico a questo punto, dopo un'irrigazione, ha mostrato una condizione sistemica generale eccellente. La tasca nel colon trasverso era quasi scomparsa, la trazione dei legamenti rotondi aveva portato l'utero verso l'alto e tutti gli altri organi cedevoli erano stati praticamente riportati alle loro posizioni normali.

II. Il caso del dottor A. J. Walscheid. J. W., cinquantasette anni. Il paziente aveva un aspetto emaciato ed esausto e forniva una storia che presentava un quadro tipico di nevrosi. Da anni soffriva di stitichezza, ma fino a sei anni fa non presentava sintomi gastrici marcati. Da allora ha avuto eruttazioni gastriche, meteorismo, flatulenza, borborigmi e disturbi della digestione. Poiché i denti erano in cattive condizioni, si è ipotizzata un'autointossicazione di origine buccale. L'analisi delle urine ha mostrato un marcato disturbo del metabolismo indotto dalla mancanza di concentrazione urinaria a causa dell'anemia e della tossiemia. Era presente una gastroptosi con una decisa ptosi del colon e una valvola ileo-cecale pervia. Diagnosi. Colite cronica; autointossicazione con nevrastenia; gastroenteroptosi. Dopo l'irrigazione del colon con il metodo Shellberg, le condizioni sono state riportate come segue:

Gastroenteroptosi con stasi ematica dovuta all'irrigazione del colon. Il sigmoide è ptotato al di sotto della cresta iliaca; angolazione netta della flessura splenica; marcata ridondanza del colon trasverso, con angolazione della

flessura epatica; cieco grande e flatulento; marcata atonia.

L'ileo terminale è stato dilatato e una grande quantità di

feci trattenute è stata rimossa dal sigillo. Anche l'angolo

della flessura splenica è stato dilatato e il tubo è passato

al colon trasverso, da cui sono state rimosse masse di feci

contenenti coaguli di sangue occulto. L'esame della flora

intestinale, il 31 gennaio 1922, ha mostrato numerosi

stafilococchi e alcuni streptococchi, bacilli del colon, B.

aërogenes capsulatus e bacilli gram-positivi. Vengono

effettuati venti trattamenti con il metodo Shellberg,

integrati da una terapia farmacologica a base di estratto

surrenalico e tiroide con lecitina. Il 28 febbraio, la

digestione era buona, il meteorismo e il borigmo

scomparsi, la flatulenza si presentava raramente; le

condizioni generali erano molto migliorate, "molta

energia". Shellberg ha riferito di un buon drenaggio del colon e che il colon trasverso si è contratto e sollevato di tre centimetri. L'angolosi è scomparsa. Durante i trattamenti è stata rimossa una grande quantità di rivestimento intestinale. 10 marzo 1922, condizioni generali eccellenti; il soffio cardiaco anemico è scomparso e c'è stato un aumento di peso di tre chili dall'inizio del trattamento. I farmaci sono stati sospesi, ma è stato ordinato di continuare le irrigazioni del colon, con impianti di acidophilus una volta alla settimana, integrati da acidophilus assunto per bocca. Un tipico caso di gastroenteroptosi con cachessia, che cede prontamente a un trattamento adeguato.

RIFERIMENTI.

Case, J. T.: Indagine radiografica del colon. Surg., Gynec. and Obst., 19:581, 1914. Gant, S. G.: Stitichezza, ossificazione e stasi intestinale. 2a ed. W. B. Saunders, 1916. Harley, V. e Goodbody, F. W.: The Chemical Investigation of Gastric and Intestinal Diseases. E. Arnold, 1906. Hurst, A. H.: Costipazione e disturbi intestinali correlati. 2a ed. H. Fronde, 1919. Kellogg, J. H.: Igiene del colon. Good Health Pub. Co., 1916. Kendall, A. I.: Batteriologia generale, patologica e intestinale. 2a ed. Lea and Febiger, 1921. Lynch, J. M.: Malattie del retto e del colon. Lea and Febiger, 1914. Pfahler, G. E.: Adesioni e costrizioni dell'intestino; loro dimostrazione e significato clinico. J. A. M. A., 59:1770; 16 novembre 1912.

Cifre:

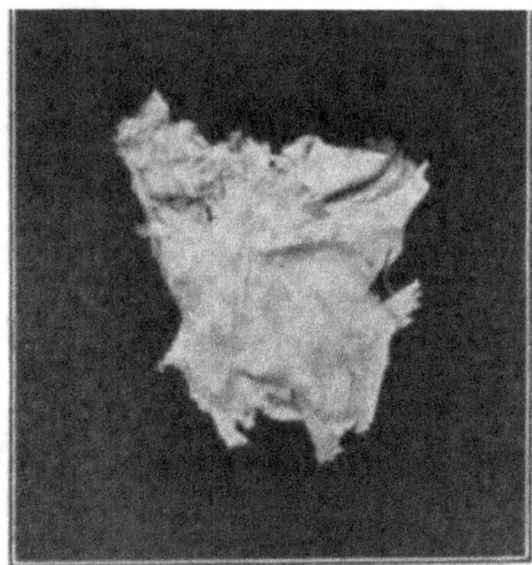

Fig. 1. Membranous mass removed from a diverticulum showing a heavy growth of staphylococci. Patient suffering from coloptosis. Large dilated cecum. This patient was treated for ten years for dermatitis herpetiformis involving the entire body, the symptoms of which have now entirely disappeared.

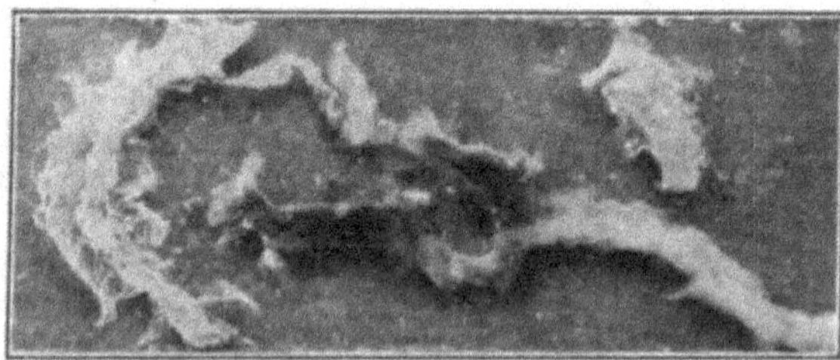

Fig. 2. Intestinal interlining adhesions removed from an angulosis in the sigmoid following the clean-up treatment and implantation of *B. acidophilus*. The specimen shows decomposition. The intestinal flora are staphylococcus, streptococcus and *B. coli*.

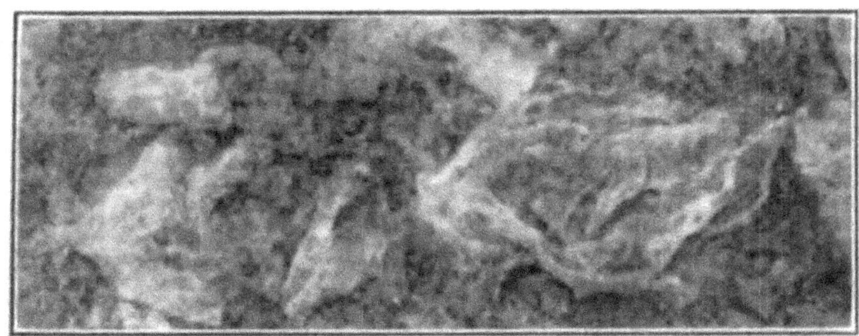

Fig. 3. Membrane and feces removed from a large pocket in the transverse colon following ten treatments including the application of ichthyol.

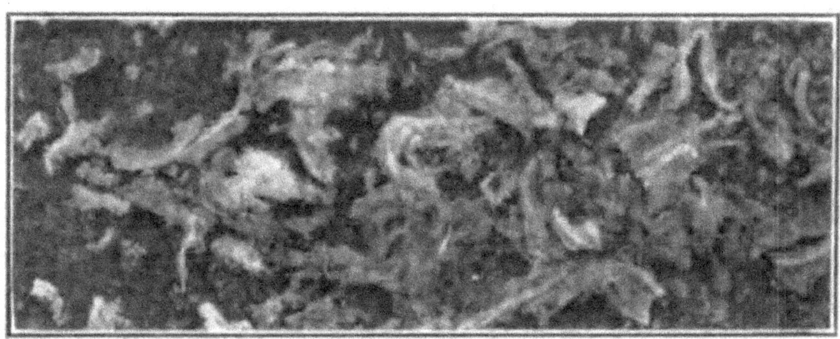

Fig. 4. Specimen removed from same patient following the fourth plant of *B. acidophilus*. Note the breaking down of the membrane.

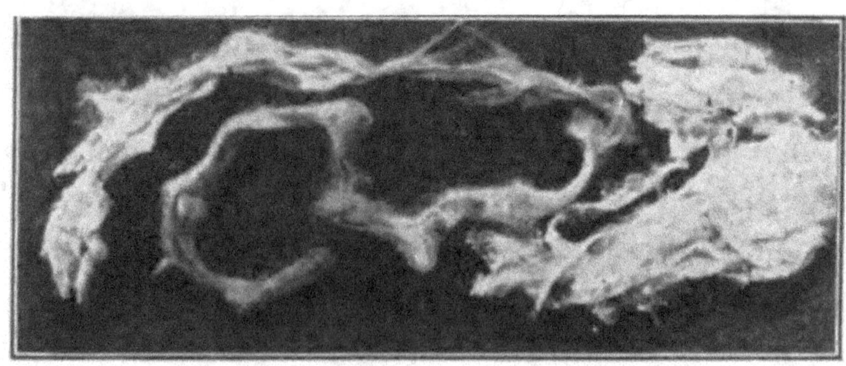

FIG. 5. Intestinal interlining adhesions causing a partial constriction removed from a fold in the sigmoid following clean-up and the fourth implantation of *B. acidophilus* in a patient suffering from coloptosis.

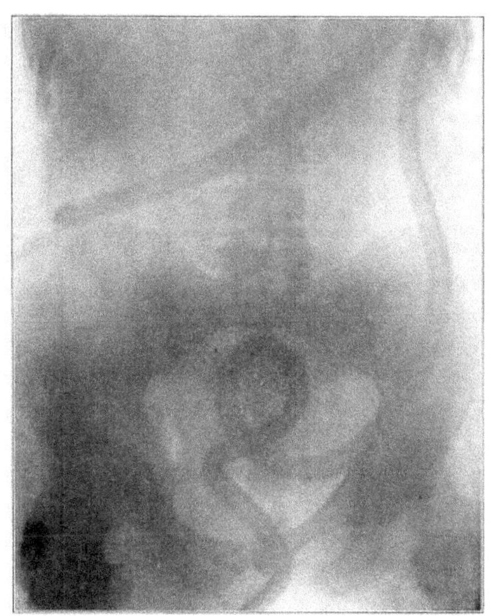